AF245937

LETTRE

D'UN ANCIEN

PROFESSEUR EN MEDECINE

DE LA FACULTÉ DE PARIS,

A M. VANDERMONDE,

AUTEUR DU JOURNAL DE MEDECINE, CENSEUR ROYAL, &c.

Pour servir de Réponse à la Lettre d'un Médecin de Province à un Médecin de Paris. Cette Lettre fait la troisiéme piéce d'un Ecrit intitulé Recueil de plusieurs Piéces concernant le Traité des Tumeurs & Ulceres, &c.

A AMSTERDAM,

Et se distribue gratis à Paris

Chez VINCENT, Imprimeur, Libraire de Mgr le Duc
de BOURGOGNE, rue S. Severin.

M DCC LIX.

AVERTISSEMENT.

IL parut au mois de Juin dernier un Ouvrage *anonyme* intitulé *Traité des Tumeurs & des Ulceres*, &c. M. Vandermonde en rendit compte dans son Journal de Médecine, & n'en porta pas un jugement favorable. Plusieurs personnes l'atttribuerent à M. Astruc. M. Vandermonde ne put se le persuader, 1°. parce qu'il sçavoit qu'on avoit déja publié d'autres ouvrages sous le nom de M. Astruc, qui les avoit défavoués; 2°. parce qu'il pensoit que si ce Médecin célebre en eût été l'auteur, il n'auroit pas hésité d'y mettre son nom; 3°. parce que ce nouvel ouvrage étoit beaucoup au-dessous de la réputation de M. Astruc.

L'Extrait que M. Vandermonde en fit, ne concernoit donc qu'un *Anonyme*. Il y relevoit à la vérité des fautes essentielles; mais sa critique n'étoit souillée ni d'invectives, ni de personalités.

M. Astruc s'est déclaré depuis pour être l'Auteur du Traité des Tumeurs, & il a cru devoir en prendre la défense dans une brochure nouvelle, qui a pour titre, *Recueil de quatre Piéces concernant le Traité des Tumeurs & Ulceres.*

La premiere piéce de ce Recueil est une copie littérale de l'Extrait de M. Vandermonde. La derniere est une Lettre qui concerne M. Keyser. M. Keyser est encore l'objet en grande partie de la seconde, à l'exception de quelques imputations malignes, qui attaquent directement M. Vandermonde. La troisieme Lettre est la seule, où M. Astruc s'efforce de refuter la critique de son Livre, & s'il ne l'a pas fait d'une maniere victorieuse, ce n'est pas qu'il n'y ait employé assez de tems. Cette piéce qui est sous le nom d'un Médecin de Province à un Médecin de Paris, est remplie d'injures contre M. Vandermonde. On s'est fait une loi de ne pas y répondre; on s'est contenté seulement d'en réfuter les raisonnemens.

Pour mettre le public à portée de juger de l'état de la dispute, on a cru devoir lui préfenter d'un côté la Réponfe de M. Aſtruc, de l'autre, la Réfutation de cette Réponfe. On a fuivi l'ordre que M. Aſtruc s'eſt préfcrit ; on a tâché de réfoudre toutes les difficultés, & on n'a répondu qu'aux articles qui fembloient le mériter.

On ne peut qu'être furpris que M. Baron ait ofé mettre publiquement fon approbation à un Recueil d'invectives contre M. Vandermonde, fon confrere en qualité de Cenfeur Royal, & en qualité de Médecin. Le devoir d'un cenfeur eſt de ne rien approuver qui puiffe porter atteinte à la Religion, à l'autorité du Roi, à l'Etat & aux bonnes mœurs. M. Baron ignore-t-il qu'on bleffe les mœurs, lorfqu'on cherche à noircir la réputation de quelqu'un. On veut bien ne pas pénétrer dans les raifons qui ont pu donner lieu à une pareille conduite.

On ne s'eſt pas flatté dans cette difpute littéraire d'avoir l'approbation de tout le monde : on feroit même fâché de l'obtenir. Le fuffrage des gens de bien & de tous ceux qui font en état de juger, & de juger fans partialité, eſt le feul auquel on afpire.

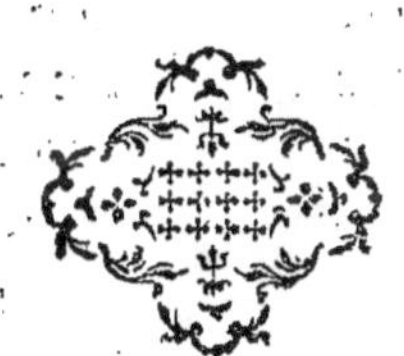

LETTRE

D'UN ANCIEN

PROFESSEUR EN MEDECINE

DE PARIS.

JE vous suis sensiblement obligé, Monsieur, de m'avoir bien voulu communiquer le Traité des Tumeurs & ulceres de M. Astruc. Je vous avouerai que l'extrait que vous en fîtes au mois de Juin dernier, ne m'avoit pas engagé à le lire. Je sçavois de plus que ceux de nos Confreres qui l'avoient lu, n'en paroissoient pas satisfaits. Leur jugement & le vôtre m'ont détourné d'en faire l'acquisition : cependant je n'y renonce pas entiérement ; car on dit que l'Auteur travaille à une seconde édition, dans laquelle il doit faire des retranchemens & des corrections considérables.

Je me suis servi, en attendant, de l'exemplaire que vous avez bien voulu me prêter. Je l'ai lu. Je l'ai comparé avec l'Extrait que vous en avez fait. J'ai eu également la curiosité de lire la Réponse de M. Astruc à votre Extrait ; de façon que je suis à présent en état de décider, & de porter un jugement.

Permettez-moi, Monsieur, de vous faire part des Reflexions que j'ai faites à ce sujet. Si elles sont de votre goût, je me ferai un devoir de les mettre au jour. Dans un âge aussi avancé que celui où je suis, on a grand besoin de l'indulgence du public. Je ferai cependant mon possible en cette occasion, pour ne pas m'en rendre indigne. Reposez-vous-en sur mon amitié & sur la bonté de votre cause.

Lettre d'un Médecin de Province à un Médecin de Paris.	*Réfutation de la Lettre d'un Médecin de Province, &c.*
Il faut avoüer, Monsieur, qu'il y a bien peu de charité parmi les gens de lettres. M. Vandermonde dans son Journal de Médecine, du mois de Juin dernier, donne un mauvais Extrait *du Traité des Tumeurs*, où en voulant critiquer ce livre, il fait autant de fautes que de réflexions. Ses Confreres ne font	Je crois, Monsieur, que vous ne desapprouverez pas le parti que je prends. Je laisse en blanc tous les Articles qui me paroissent ne mériter aucune réponse.

A

qu'en rire, *& vous en riez,* Monsieur, comme un autre, *par les louanges ironiques que vous lui donnez.* L'auteur même du Traité critiqué n'en paroît point affecté; enfin, tout le monde se tait: ce silence va servir à augmenter la présomption de ce Journaliste, & le voilà perdu pour toujours. Cependant comme il est jeune, il y auroit peut-être quelque lieu d'esperer qu'il pourroit s'amander, si l'on vouloit bien l'avertir de ses torts. C'est un bon office que je veux lui rendre; & vous allez juger, si je l'admire autant que vous le croyez. Comme je me propose d'examiner toutes ses réflexions, je vais m'assujettir à suivre l'ordre qu'il a suivi lui-même.

Je ne suis pas étonné, Monsieur, que vous ayez desapprouvé cette division. Elle est véritablement vicieuse, & quoique la plûpart des Auteurs l'aient adoptée, cela ne sçauroit justifier quelqu'un qui les copie servilement. On distingue, comme vous le sçavez, les différences des Tumeurs en essentielles & en accidentelles. Les dernieres sont prises du volume des Tumeurs, des symptomes qui les accompagnent, des parties qu'elles occupent, de la maniere dont elles se forment, &c. Les premieres se tirent de la matiere dont les Tumeurs sont formées, comme le sang & les liqueurs qui en émanent. Les différences essentielles sont immuables, les accidentelles varient sans cesse. Or je demande à M. Astruc lequel est préférable de caractériser les Tumeurs d'après des qualités qui se modifient de cent manieres differentes, ou de les présenter sous des caractères qui sont essentiellement & toujours les mêmes, de les différencier par leur essence, ou par leurs accidens? Quand une Tumeur phlegmoneuse, par exemple, deviendra squirrheuse, il faudra donc la changer de classe, puisqu'elle n'aura plus les vrais caracteres du phlegmon; au lieu que si on l'eût caractérisée de Tumeur sanguine, com-

Il blâme la division des Tumeurs que l'Auteur du Traité a suivie, en les distinguant en quatre classes: les Tumeurs phlegmoneuses, les Tumeurs érysipélateuses, les Tumeurs œdémateuses & les Tumeurs squirrheuses. Cette division adoptée par tous les Médecins, est prise de la différence qu'il y a entre les symptomes les plus apparens des Tumeurs, *& saute par conséquent aux yeux de tout le monde;* car toutes les Tumeurs sont avec douleur, chaleur & rougeur; ou sont sans douleur, sans chaleur & sans rougeur. Dans la *premiere* classe, ou la rougeur persiste dans la partie, même comprimée, & toutes ces Tumeurs sont des Tumeurs phlegmoneuses; ou la rougeur s'évanouit quand on comprime la partie, & toutes ces Tumeurs sont des Tumeurs érysipélateuses: il en est de même dans *l'autre* classe; car ou ces Tumeurs sont molles, cédent à l'impression du doigt, & gardent les vestiges de cette impression, & alors on les appelle *œdémateuses;* ou elles sont dures & rénitentes, &

ne cédent point à l'impreſſion du doigt, & alors on leur donne le nom de *ſquirrheuſes*.

___

Voilà donc les quatre claſſes des Tumeurs bien diſtinctes & bien évidentes: *Mais*, dit le Journaliſte, *cette diviſion eſt fautive*, & elle ne renferme point toutes les Tumeurs. Qui l'ignore ? L'Auteur du Traité n'en a-t-il pas averti lui-même ? mais quel inconvénient y a-t-il ? On n'a qu'à faire une cinquieme claſſe de Tumeurs, comme l'Auteur a fait, dont le caractere diſtinctif ſoit de ne pouvoir pas être renfermée dans les quatre claſſes précédentes ; & par-là tout ſe trouve rangé dans un ordre facile & méthodique.

Mais, réplique le Journaliſte, *pourquoi l'Auteur ne diſtinguoit-il pas les Tumeurs en ſanguines, lymphatiques, emphyſémateuſes & graiſſeuſes ? Cela étoit plus ſimple, à ce qu'il prétend, & cette diviſion auroit été moins vicieuſe.*

___

Cette déciſion prouve que M. Vandermonde eſt mal inſtruit des regles d'une bonne diviſion.

___

1º. La diviſion qu'il propoſe, eſt priſe de la nature de l'humeur qui produit la Tumeur ; or, l'on ne convient pas toujours de la nature de l'humeur qui cauſe chaque eſpece de Tumeur ; du moins cette différence *ne ſaute-t-elle point aux yeux* ; & l'incertitude ſeroit continuelle, quand il s'agiroit de diſtinguer les genres des Tumeurs. Ainſi cette diviſion ne ſçauroit être approuvée quand on a l'eſprit juſte, & qu'on cherche à rendre claires les matieres qu'on traite.

me vous l'avez fait dans votre diviſion, elle ſe trouveroit par-là eſſentiellement rangée dans la claſſe des Tumeurs produites par l'engorgement du ſang, quelque changement qu'elle pût éprouver.

___

Vous avez ſoutenu avec raiſon que cette diviſion étoit fautive, parce qu'elle ne renfermoit pas toutes les Tumeurs, & que vous ſçaviez que les régles d'une bonne diviſion ſont de comprendre ſon objet en entier, & de partager exactement le tout en ſes parties. Dans la diviſion que l'Auteur propoſe, il peche directement contre ce principe, en faiſant une claſſe à part, qui a, comme il le dit lui-même, *pour caractere diſtinctif de n'être pas renfermée dans les quatre claſſes qui forment ſa diviſion.* Mais quel inconvénient y a-t-il, dit M. Aſtruc, de faire une cinquieme claſſe ? Le voici : de mal ordonner ſon ouvrage, de s'expoſer à des répetitions continuelles, de comprendre ſous certains chefs, des objets qui n'ont aucun rapport entr'eux, de traiter, par exemple, comme l'a fait M. Aſtruc, de la gangrene ſeche dans l'article des Tumeurs phlegmoneuſes, quoique le plus ſouvent la gangrene ſeche ne ſoit pas une tumeur, & qu'elle ne ſoit jamais un phlegmon.

___

Je ne conçois pas pourquoi M. Aſtruc ſoutient que l'on ne convient pas toujours de la nature de l'humeur qui cauſe chaque eſpece de tumeur. N'y a-t-il pas des ſignes qui éclairent le diagnoſtic en pareil cas ? Les Tumeurs ſanguines, par exemple, ont des ſignes ſenſibles & des ſignes rationels, qui les diſtinguent. Les ſenſibles ſont la rougeur, une certaine rénitence, la douleur & la tenſion qui ſont plus conſidérables dans cette eſpece de Tumeurs, que dans toute autre ; d'ailleurs elles font des progrès plus rapides, &c. On examine enſuite la ſituation de la Tumeur qui eſt ordinairement voiſine des parties muſculeuſes, la nature

du tempérament, les évacuations fup-
primées, le foulagement plus ou moins
prompt que produifent les faignées,&c.
L'incertitude où fe trouveroient des
praticiens en pareil cas, tourneroit
contr'eux & non contre les régles qui
font très-pofitives à ce fujet. Ainfi votre
divifion, M. ne peut être qu'approuvée,
& celle de M. Aftruc rejettée, *quand on
a l'efprit jufte, & qu'on a le talent de
rendre claires les matieres qu'on traite.*

Ne vous paroît-il pas fingulier que
M. Aftruc fe plaigne de ce que votre
divifion expofe à des foudivifions ?
c'eft précifément ce qui la rend préférable à la fienne. Les ouvrages les
plus parfaits font faits d'après ces principes. Les foudivifions diftribuent ré-
guliérement la matiere que l'on a
à traiter, donnent un nouvel éclat
aux idées, facilitent l'intelligence du
fujet, & jettent le plus grand jour fur
tout l'ouvrage. Boerhaave, Hoffmann,
Van-Swieten, Juncker, qui font les
meilleurs auteurs claffiques que nous
ayons, font des modeles en ce genre.

En vain M. Aftruc prétend-il que
votre divifion eft fautive, parce qu'elle
ne renferme pas les tumeurs recrémentitielles & excrémentitielles. Comment M. Aftruc n'a-t-il pas compris
que ces tumeurs étoient des foufdivi-
fions des tumeurs lymphatiques ? Il
étoit donc inutile de faire une cinquieme claffe, puifque ces tumeurs font
renfermées dans une des quatre claffes
de votre divifion. Mais pourquoi M.
Aftruc veut-il infinuer que ce prétendu défaut doive faire abandonner
votre divifion. On n'a qu'à faire une
cinquiéme claffe de tumeurs, *dont le
caractere diftinctif foit de ne pouvoir*

2°. Cette divifion expofe à une
foudivifion. Après avoir divifé les
Tumeurs en fanguines, lymphatiques, emphyfémateufes & graiffeu-
fes, il faudroit foudivifer les Tumeurs fanguines en Tumeurs phlegmoneufes, & en Tumeurs éryfipé-
lateufes ; il faudroit foudivifer de
même les Tumeurs lymphatiques en
tumeurs œdémateufes, & en tumeurs
fquirrheufes. Or, ce feul défaut doit
faire rejetter la divifion propofée, &
jamais, fi l'on aime la clarté, on ne
doit *s'embarquer* dans un pareil détail de divifions & de foudivifions.

3°. Un troifieme défaut ; c'eft que
cette divifion, fi on l'admettoit,
partageroit le Traité des Tumeurs
d'une maniere finguliere ; les feules
Tumeurs fanguines tiendroient les
trois quarts du livre, & les autres
trois efpeces n'en feroient qu'une
très-petite partie.

Enfin, la divifion qu'on confeille,
eft abfolument vicieufe, en ce qu'elle
ne comprend point les Tumeurs
recrémentitielles & excrémentitielles, c'eft-à-dire, les Tumeurs for-
mées par les humeurs, qui portent
ces noms : or, ces Tumeurs font
une claffe particuliere, diftincte des
autres, & une claffe nombreufe.
C'eft ainfi que le fquirrhe & le cancer des mammelles *viennent* du
vice du lait ; que le fquirrhe du foie
vient du vice de la bile ; que le
fpermatocele ou le fquirrhe des

testicules *vient* du vice de la semence, qui s'arrête dans ses canaux; c'est ainsi que presque toutes les maladies érysipélateuses de la peau *viennent* du vice de l'humeur de la sueur, ou de l'humeur sébacée, qui, en s'arrêtant dans leurs propres vaisseaux secrétoires ou excrétoires, les gonflent, comme l'a fait voir l'Auteur du Traité des Tumeurs. On peut donc, sans hésiter, regarder cette premiere réflexion de M. Vandermonde, comme une *premiere méprise.*

M. Vandermonde trouve mauvais que l'Auteur du Traité des Tumeurs ait placé dans l'article des tumeurs phlegmoneuses, la gangrene séche ou scorbutique, les parotides & les bubons. A l'égard de la gangrene séche, comment n'a-t-il pas compris qu'on n'en parloit dans l'article des tumeurs phlegmoneuses, qu'à l'occasion de la gangrene inflammatoire, & pour finir ce qui regardoit cette maladie.

pas être comprises dans les quatre classes précédentes. L'expédient ne peut pas être desapprouvé de M. Astruc, puisque c'est lui-même qui l'a imaginé pour se défendre du reproche que vous lui avez fait, d'avoir établi une division qui n'est pas exacte. Peut-il trouver mauvais dans les ouvrages des autres, ce qu'il ne veut pas qu'on blâme dans les siens? Cela seroit injuste: il n'en est pas capable.

Faites-vous attention, Monsieur, à tout cet article. Combien de propositions hazardées? *Le squirrhe & le cancer des mammelles viennent du vice du lait, presque toutes les maladies érysipelateuses de la peau viennent du vice de l'humeur de la sueur ou de l'humeur sébacée.* Quelle doctrine? Je passe legérement sur tout ceci; car je n'ai pas entrepris de refuter toutes les erreurs qui se trouvent dans la Réponse de M. Astruc, sur-tout lorsqu'elles sont étrangeres à votre sujet.

Je suis pleinement de votre avis, Monsieur, en cette occasion, & je trouve extraordinaire que M. Astruc ait rangé parmi les tumeurs phlegmoneuses, la gangrene seche qui n'a aucun rapport avec le phlegmon, & qui, à proprement parler, n'est pas une tumeur, ou du moins qui est très-rarement accompagnée de tuméfaction. La gangrene seche & scorbutique ne vient pas de l'inflammation, elle se déclare dans les tempéramens cachectiques, les vieillards, les personnes épuisées: elle est produite par l'âcreté & la dissolution des humeurs, par le relâchement des fibres, & le défaut de l'action vitale; la cachexie scorbutique, comme les médecins le sçavent, est bien éloignée de l'inflammation. Aussi le célebre Boerhaave ne fait-il aucune mention de ce symptome (*a*) à l'article de la Gangrene scorbutique: *Cum ergo humorum acrimonia, vasculorum ruptura & effusorum numorum putredo gangrænam facere possint, difficillima erit cura ejusdem mali, si scorbuticâ cacochymiâ sanguis infectus fuerit.* D'ailleurs le phlegmon se traite avec les saignées & les

[a] *Comment. in Boerh. Aphorism. vol. I. p. 770, édit. Lugd. Batav.*

antiphlogiftiques , la gangrene feche avec les fpiritueux, les toniques , les cordiaux, les anti-fcorbutiques & les diapnoïques. Il s'en fuit donc que la gangrene feche n'eft ni par fa nature, ni par fes caufes, ni par fa curation analogue au phlegmon , & que M. Aftruc ne l'auroit pas placée dans l'article des Tumeurs phlegmoneufes , s'il eût choifi une divifion plus exacte.

Il y a deux fortes de parotides , les unes font benignes , les autres malignes. Les dernieres furviennent dans les fievres malignes, pétéchiales & peftilentielles; elles font le plus fouvent fuivies de phlegmon : les parotides benignes aufquelles les enfans font fujets,& que l'on nomme vulgairement *orcillons* , font peu douloureufes, fans fievre , & ne font que rarement phlegmoneufes. Il en eft de même des bubons, il y en a de malins & de peftilentiels , qui font prefque toujours phlegmoneux; mais il y en a de véroliques, de fcorbutiques, d'écrouelleux, de benins, qui font le plus fouvent œdémateux, & qui fe réfolvent par le moyen des remedes convenables , fans avoir donné aucune marque d'inflammation. Ce fait eft inconteftable , j'en appelle à tous les Chirurgiens praticiens. Vous avez donc eu raifon, Monfieur, d'avancer que le phlegmon n'eft pas effentiel dans la formation des bubons & des parotides. M. Aftruc demande comment on pourroit en ce cas diftinguer les tumeurs fcrophuleufes d'avec les parotides. J'ai tant de vénération pour la vafte étendue des connoiffances de M. Aftruc, que je ne fuis pas affez témeraire, pour vouloir l'inftruire ; mais il n'a qu'à ouvrir Juncker, il y trouvera aux articles *Scrophulæ & Parotis* , les éclairciffemens qu'il defire.

Quant à ce que le Journalifte ajoûte, *que le phlegmon n'eft pas effentiel dans la formation des parotides & des bubons, & que le plus fouvent ces tumeurs naiffent, croiffent & fe diffipent fans aucun figne d'inflammation ;* je ne fçaurois me difpenfer de lui dire, que c'eft une preuve de fon peu d'expérience en Médecine ; car il n'y a point de Praticien qui ne fçache que le phlegmon eft effentiel dans la formation des parotides & des bubons, & que ces tumeurs ne viennent jamais fans une inflammation plus ou moins grande. Comment les diftingueroit-on autrement des tumeurs purement fcrophuleufes , avec lefquelles ces tumeurs conviennent pour tout le refte. Comptons donc cette réflexion du Journalifte pour une *feconde méprife.*

M. Aftruc admet parmi les caufes du phlegmon , l'extravafation du fang par le déchirement des veines fanguines , ou des *veines lymphatiques.* Je fuis perfuadé comme vous , Monfieur, que cette efpece d'inflammation ne peut être produite que par une caufe violente. Tous les exemples que M. Aftruc vous cite ici,

L'Auteur du Traité reconnoît pour caufes du phlegmon, la *ftagnation* du fang dans fes vaiffeaux capillaires , fa *déviation* dans les veines lymphatiques, & fon *extravafion* par le déchirement des veines fanguines ou des *veines lymphatiques.* Le Journalifte s'éleve hautement contre cette derniere cause : *Nous croyons*, dit-il, *que cette derniere espece d'inflammation, si elle existe, est produite par quelque cause extérieure, violente, & non naturellement.* Il ignore donc que Hollier (a) a vu une personne, en qui le sang ruisseloit de l'hypocondre droit, sans aucune ouverture sensible, & sans qu'aucune cause violente eût précédé. Il ignore que Bruchner (b) rapporte une observation pareille d'une ouverture de veine, faite sans aucune cause apparente. Je pourrois lui citer moi-même un fait semblable dans une femme, en qui le sang sortoit d'un point imperceptible du front en forme de jet, toutes les fois que ses régles venoient mal. *Personne* n'ignore que dans les *personnes* fort blanches, & dont la texture est délicate, il arrive souvent que quelque petit vaisseau capillaire casse à l'œil dans les chaleurs de l'été, & cause des petits points d'echymoses, qui se dissipent dans peu de jours. Mais citons à M. Vandermonde, des faits qui soient plus à sa portée. Il connoît peut-être les *taches*, en latin, *petechia*, qui arrivent dans les fiévres pourprées, & les taches violettes ou noirâtres, dont la peau est couverte si souvent dans le scorbut; or, il ne peut pas douter que ces taches ne viennent de la rupture de quelque vaisseau capillaire *dans la peau*, & de l'extravasation de quelques gouttes de sang qui en est la suite. Ainsi en avançant que cette éthiologie est tout-à-fait idéale, il est évident qu'il est tombé dans une *troisieme méprise* palpable.

(a) Oper. practicor. edit. Genevensis, in-4o. anno 1655, p. 384, inter rara quædam.

(b) In Selectis Medicis Francofurtensibus vol. LII, tom. I, p. 187.

pour prouver que le sang s'est fait jour par l'ouverture extérieure d'une veine sanguine, portent à faux, & n'ont aucun rapport avec ce dont il s'agit. Il faudroit qu'il démontrât qu'un semblable épanchement est produit par le déchirement de quelque veine lymphatique. Voilà ce que vous avez voulu dire, & ce que vous avez dit. Je suis fâché que M. Astruc ait pris le change. Il prétend qu'il va vous présenter des faits à votre portée; je suis sûr qu'il se trompe, & que vous ne les concevrez pas mieux que les autres. D'abord les taches ne se nomment pas en latin *petechiæ*, mais *maculæ* (a) *vel exanthemata*. On soudivise ensuite les taches en pétéchiales, que l'on nomme *petechiæ*, en hépatiques, *maculæ hepaticæ*, en scorbutiques, *maculæ scorbuticæ*, &c. quoiqu'il en soit les taches, selon M. Astruc, *petechiæ* viennent de la rupture de quelques vaisseaux capillaires de la peau, & de l'extravasation de quelque goutte de sang qui en est la suite. Qui est-ce qui ignore que les vaisseaux s'ouvrent quelquefois dans le scorbut, & que le sang s'extravase non pas *dans la peau*, comme dit M. Astruc, mais dans le tissu cellulaire. D'ailleurs que fait ici cette vérité répandue dans tous les livres, pour prouver qu'une des causes du phlegmon est l'extravasation du sang hors des capillaires lymphatiques ? Quel rapport y a-t-il entre les taches scorbutiques & les vaisseaux lymphatiques ? On voit que M. Astruc a embrouillé la matiere, & qu'il vous a fait dire ce à quoi vous n'avez vraisemblablement pas pensé. En attendant que M. Astruc revienne à la question dont il s'est écarté, je crois pouvoir avancer avec vous qu'on n'a pas encore démontré que l'extravasation du sang hors des capillaires lymphatiques, soit une des causes du phlegmon, & qu'on peut raisonnablement la contester.

[a] Vid. Castel. renov. Pancrat. Brunem art. Macula.

Quoique ce passage de votre Extrait ne soit pas rapporté fidélement, & qu'il soit tronqué, jugeons-en dans l'état même où il est présenté. Voyons, comment s'explique M. Astruc. Il vouloit, dit-il, apprendre de quelle façon se fait la résolution du sang extravasé dans les échymoses, & prouver que le sang est repompé par les veines lymphatiques. Je prends la liberté de lui demander comment il croit prouver ce prétendu passage du sang dans les vaisseaux lymphatiques, puisqu'il dit qu'ils étoient pleins d'une lymphe plus épaisse qu'à l'ordinaire. Qui a dit à M. Astruc que cette liqueur épaisse & extrêmement rouge, étoit de la lymphe ? Cela est-il vraisemblable ? Comme les signes sensibles ne mettent aucune différence entre le sang, proprement dit, & une lymphe extrêmement rouge, il est plus que probable que M. Astruc aura pris des vaisseaux sanguins pour des vaisseaux lymphatiques, d'autant plus que la violence que le chien aura éprouvée dans l'expérience du fouet, aura agité le sang & gonflé tout le système vasculeux, ce qui aura rendu les vaisseaux capillaires sanguins beaucoup plus apparens que dans l'état naturel. Cette méprise n'est pas excusable.

Le Journaliste prétend ensuite que l'Auteur du Traité des Tumeurs, *pour prouver que cette inflammation par extravasation n'étoit pas hypothétique, a fait l'expérience suivante : Il battit fortement un chien, dit-il, & il lui causa une meurtrissure presque universelle, il l'ouvrit deux jours après, & ayant fait une ligature à l'artere souclaviere, il eut, à ce qu'il dit, le plaisir de distinguer un grand nombre de veines lymphatiques, pleines d'une lymphe plus épaisse qu'à l'ordinaire, & d'une couleur extrêmement rouge, ce qui prouvoit qu'elles avoient commencé à repomper une partie du sang extravasé dans les meurtrissures.*

Cet exemple est une preuve évidente de l'inattention avec laquelle M. Vandermonde a fait cet Extrait ; car certainement l'Auteur du Traité des Tumeurs n'a pas employé cette expérience pour prouver qu'il se fait des extravasations de sang *sans cause extérieure violente.* Dans ce cas, l'expérience qu'il rapporte, loin de prouver, comme il le croit, qu'il se fait des extravasations de cette espece, se tourneroit directement contre lui, & prouveroit le contraire : mais cet Auteur l'a employée, comme il paroît par le passage même allégué, pour expliquer comment se fait la résolution du sang extravasé dans les echymoses, & pour faire voir que le sang est repompé par les veines lymphatiques.

On distingue trois sortes de vaisseaux lymphatiques, 1°. les artères dont nous devons la découverte à M. Ferrein, l'un des plus fameux Anatomistes de nos jours. Elles partent des extrémités des artères sanguines ; 2°. les veines correspondantes à ces artères, qui après de longs circuits, vont aboutir dans les différentes glandes conglobées disperséees

---

Le Journaliste continuant de s'égarer, prétend 1° que l'Auteur anonyme n'a pas pu distinguer si les vaisseaux pleins de sang étoient des *veines lymphatiques ou des veines sanguines* ; mais s'il étoit Anatomiste, il sçauroit qu'en liant la veine souclaviere on intercepte le cours de la lymphe dans les vaisseaux lymphatiques, & qu'on est en état par-là de distinguer leurs ramifications presque jusqu'à leur origine.

Il prétend 2° *que l'Auteur du Traité n'a pas pu discerner que ces vaisseaux contenoient une lymphe plus épaisse qu'à l'ordinaire*, dès qu'il convient qu'elle étoit *extrêmement rouge* ; comme si cette couleur rouge étrangere l'eût empêché de reconnoître que cette lymphe étoit plus visqueuse, plus gluante & plus épaisse qu'à l'ordinaire. Voilà, Monsieur, plusieurs méprises entassées ensemble. Faisons pourtant quelque grace à M. Vandermonde, & ne les comptons toutes que pour une *quatrieme méprise*.

dans le corps ; de-là elles se portent au canal thorachique ou au reservoir de Pecquet ; 3°. les veines lymphatiques absorbantes qui sont placées dans toutes les parties de la circonférence du corps, & qui vont s'aboucher dans les petites veines sanguines. Quelle est l'espece de vaisseaux lymphatiques dont M. Astruc prétend parler ? ce n'est pas des artères de ce nom, encore moins des veines lymphatiques absorbantes, puisqu'il a été obligé de lier la veine sousclaviere, & que ni les unes, ni les autres ne communiquent directement avec le reservoir du chyle ? Ce sont donc les veines lymphatiques proprement dites, c'est-à-dire, celles qui émanent des artères de ce genre. Où M. Astruc a-t-il observé ces veines ? Est-ce dans les cavités du ventre ou de la poitrine ? Est-ce sous la peau, c'est ce qu'il ne juge pas à propos d'expliquer ; si c'est dans la poitrine ou dans l'abdomen, on doutera avec raison du rapport de M. Astruc ; car il faudroit pour que le sang se fût rendu sensible jusques-là, dans cette espece de vaisseaux, qu'il eût parcouru des détroits qu'aucun Anatomiste ne le croira capable de franchir ; d'ailleurs la grande quantité de lymphe que les vaisseaux reçoivent des visceres de l'abdomen & de la poitrine sur lesquels le fouet cruel de M. Astruc n'a pu porter son action, est plus que suffisante pour effacer la légere teinte de rouge que la quantité de sang absorbé sous la peau a pu lui donner. Il faut donc que ce soit à la surface du corps que M. Astruc ait remarqué ces prétendus lymphatiques. Dans ce cas, on peut lui demander comment il a pu les distinguer des capillaires sanguins ?

Vous avez donc raison, Monsieur, de prétendre que cette lymphe extrêmement rouge étoit un obstacle capable d'empêcher un Anatomiste même plus exercé que M. Astruc, de distinguer les vaisseaux lymphatiques des vaisseaux sanguins.

Suivant le Journaliste, l'*Auteur assure dans le prognostic du phlegmon, qu'une tumeur inflammatoire qui doit se résoudre, le fait avant le*

Ne diroit-on pas que vous avez voulu ici altérer le texte de M. Astruc, au moins il cherche malignement à le faire croire. Il est vrai que ce ne sont pas les mêmes expressions ; mais n'est-ce pas positivement le même sens? N'est-ce pas fixer un terme que de dire, *quand on s'apperçoit que la tumeur commence à diminuer avant le septieme, &c.* c'est-à-dire, que si la tumeur commençoit à diminuer avant ou après le cinquieme, & qu'on s'en apperçut, on ne pourroit pas prognostiquer la résolution, sur-tout si tous les signes que M. Astruc rapporte se trouvoient réunis, & que la dureté, la chaleur, la douleur fussent médiocres. Ce principe nouveau de M. Astruc ne s'accorde gueres avec l'histoire de son chien; car il est probable qu'il lui avoit excité un phlegmon universel bien conditionné; cependant il a imaginé que la résolution s'en feroit, non au bout de sept, mais de deux jours. *Je l'ouvris,* dit-il, *pag. 34, lign. 19, deux jours après, quand je crus que la résolution commençoit à se faire.* Comment accorder tout ceci?

septieme jour; sur quoi il ajoûte, *que ce terme fixe est fort illusoire; qu'il a vu des phlegmons, dont la résolution n'a été faite qu'au bout de douze ou quinze jours; qu'il est même étonnant qu'un Médecin assigne un tems limité pour cette opération de la nature, tandis qu'il sçait qu'elle dépend d'une infinité de circonstances qui varient.*

Mais cette doctrine est assez inutilement employée. L'Auteur anonyme n'étoit pas capable d'assigner un terme fixe à la résolution des phlegmons, aussi ne l'a-t-il pas fait. Il ne dit pas dans l'endroit cité par le Journaliste, ce qu'il lui fait dire; mais il dit en propres termes (c): *qu'on a raison d'attendre la résolution, quand la dureté, la chaleur & la douleur du phlegmon sont médiocres, & quand on s'apperçoit que la tumeur commence à diminuer avant le septieme jour, ou après le septieme.* C'est donc là une *cinquieme méprise* du Journaliste, supposé que cette réflexion ne mérite pas un nom un peu plus fort que celui de *méprise.*

M. Astruc a confondu ici, comme il a fait ailleurs, les différences essentielles du pus & du sang avec les accidentelles. Le sang est rouge, le pus est blanc: voilà une différence exacte & invariable; le sang est insipide & le pus est salin. Le sang n'a pas de mauvaise odeur, le pus en a presque toujours: voilà des différences accidentelles dont on ne doit pas partir pour établir une régle generale. Pour admettre le parallèle entre le pus & le sang, il faut les choisir l'un & l'autre dans le même état, c'est-à-dire, quand ils ne sont pas gatés ni corrompus. Dans cette circonstance le sang tiré de la veine d'un homme sain, n'est ni salin, ni rongeant, & n'a aucune mauvaise odeur: il en est de même du pus, quand il n'est pas altéré, il n'a ni gout, ni odeur marquée, & il n'est pas rongeant. Ces principes sont si conformes à l'expé-

Le Journaliste prétend que l'Auteur du Traité des Tumeurs met entre le sang & le pus, des différences qui ne sont *point exactes.* Pour le prouver, il cite l'endroit du Traité des Tumeurs où l'Auteur dit (d), *que le sang est insipide, & que le pus est salin; que le sang n'est pas rongeant, & que le pus l'est; que le sang n'a pas de mauvaise odeur, & que le pus en a presque toujours.* Je vois, Monsieur, que vous m'allez dire; peut-on contester de pareilles assertions? Oui, Monsieur; le Journaliste les conteste; & pour le faire avec quelque succès, il choisit les cas où le sang est le plus

(c) *Pag. 22, tom. I.*
(d) *Pag. 39, tome I.*

louable, & ceux où le pus est le plus gâté; & il croit pouvoir conclure de-là, quils ne sont ni l'un ni l'autre, ni salins, ni rongeans, ni de mauvaise odeur. Vous connoissez ce sophisme, Monsieur, c'est ainsi qu'on pourroit prouver que l'été est aussi froid que l'hiver, en comparant certains jours de l'été qui sont froids, avec certains jours de l'hiver qui sont assez doux. Vous ne trouverez donc pas mauvais, que, sans entrer dans une plus grande discussion, je compte ce raisonnement pour une *sixieme méprise.*

Le Journaliste dit que l'Auteur du Traité *pense que le sang est plus léger que l'eau, parce qu'il est privé des parties glóbuleuses & séreuses, & que la partie gelatineuse qui reste dans le pus, est de sa nature plus pesante que l'eau.*

J'avoue que je ne comprends point ce que le Journaliste veut dire; mais il me paroît certain qu'il fait dire à l'Auteur du Traité, le contraire de ce qu'il dit. Cet Auteur ne croit pas *que le sang soit plus léger que l'eau, parce qu'il est privé de ses parties glóbuleuses & séreuses;* mais il croit au contraire (e), que le sang devient plus pesant que l'eau, quand il *perd* ces parties-là, comme il arrive quand il se change en pus, parce qu'en *perdant* ses parties globuleuses & séreuses, il *perd* une grande partie des molécules

(e) *pag.* 81, *n°* 3, *tom. I.*

rience, que m. Astruc qui dit à la page 39, vol. I. *que le pus est salin,* se contredit manifestement à la page 42 & 43, où l'on lit : *le pus louable est égal, blanc, douceâtre.* Il est vrai, comme vous l'avez fait observer, M. que le pus par le séjour, la chaleur, le trop de mouvement, &c. devient âcre, salin, & acquiert une mauvaise odeur; mais il est pour lors altéré & décomposé. Le pus est un produit nouveau de la fermentation qui ne se corrompt que quand elle est poussée trop loin. Le sang est positivement dans le même cas. Quand il est rafraîchi par un bon chyle, & qu'il circule dans les veines d'un homme sain, il n'a aucune odeur, ni mauvaise qualité; mais quand il est agité trop vivement, & qu'il tire à la dissolution, il est salin, puant & rongeant, comme on l'observe dans certaines fievres ardentes, malignes, pestilentielles, & dans quelques maladies chroniques, comme le scorbut, le cancer, &c. Je suis fâché que toute cette doctrine soit un sophisme pour M. Astruc, si je pensois de même, je me garderois bien d'en faire l'aveu.

Je ne doute pas, Monsieur, que M. Astruc ne soit en état de bien colorer ses méprises, sur-tout en y mettant un tems convenable. Si ce qu'il avance ici étoit conforme à ce qu'on lit dans son ouvrage, vous ne l'auriez assurément pas critiqué : mais puisqu'il paroît vouloir se disculper adroitement de sa premiere erreur, par la nouvelle interprétation qu'il vient de vous en donner; il est inutile que je m'y arrête. J'observerai seulement que M. Astruc en traitant des différences qui distinguent le sang & le pus, a avancé à la page 39, vol. I, & non pas à la page 81, où il renvoie dans sa Réponse, *que le sang nage sur l'eau, comme plus leger;* & qu'il s'exprime ici de même. Ce fait est contraire aux expériences des plus celebres Physiciens qui ont travaillé sur cette matiere.

M. M. Jurin & Martine font le rapport de la pesanteur du sang à celle de l'eau.   :: 1026. 1000.
M. Boyle. . . . .   :: 1041. 1000.
Celui de la sérosité.   :: 1154. 1000.

Par d'autres expérien-
ces , M. Jurin fait
le rapport de la maſſe
totale du ſang à l'eau.:: 1054. 1000.
La ſéroſité à la partie
globuleuſe.   :: 1030. 1000.
M. Martine fait le rap-
port du ſang froid à
l'eau. . . . . :: 1056. 1000.
Le ſang chaud à l'eau. :: $1054\frac{4}{9}$. 1000.
La partie globuleuſe. :: 1093. 1000.
La ſéroſité froide.   :: 1032. 1000.
          chaude.   :: $1021\frac{2}{3}$. 1000.
M. Hoffmann fait le
rapport du ſang à
l'eau. . . . . :: 41. 39.

C'eſt une nouvelle erreur de la part de M. Aſtruc , de prétendre qu'il n'y a pas des parties huileuſes dans la lymphe ou la partie gélatineuſe du ſang. Peut-on douter qu'elle n'en contienne, après ce que tous les Chymiſtes nous ont appris ſur ce ſujet ? Comment M. Aſtruc oſe-t-il avancer que perſonne n'a reconnu des parties huileuſes dans le mucilage des animaux ? Il fait connoître par-là combien il eſt peu verſé dans l'analyſe chymique des humeurs, & qu'il ignore pleinement des faits (a) connus de tous les Médecins. Voici ce que l'on lit dans Boerhaave, à l'article de la diſtillation de la partie gélatineuſe : *Aſcendit ſpiritus ſtriatim decurrens, pinguis oleoſus. . . . ultimo oleum præter levius aureum prioribus miſtum , atrum , craſſum, piceum. Vid. Boerhaav. chæm. v. II, pag. 217 , edit. Pariſ.*

N'eſt-il pas ſingulier de voir M. Aſtruc citer le Dictionnaire de l'Académie Françoiſe, pour prouver que le mot ſphacele n'eſt pas en uſage. Ceci n'eſt pas une mépriſe, mais une ſubtilité, qui condamne M. Aſtruc, en juſtifiant l'Académie. On ne trouve pas dans ſon dictionnaire le mot de

[a] *Juncker conſpect. chæm. vol. II , pag. 116, Macquer chym. prat. tom, II , pag. 486.*

---

d'air qui y ſont renfermées. C'eſt en vain que le Journaliſte cite l'exemple du *mucus des narines , de celui des bronches, & des filamens gelatineux* qui paroiſſent dans la ſaignée *du* pied & qui nagent dans l'eau, pour prouver que la partie gelatineuſe du ſang ne doit pas tomber au fond de l'eau. Comment ne comprend-il pas que ces mucus contiennent beaucoup de parties ſéreuſes, & beaucoup de parties d'air , ce qui met une différence marquée entre le pus & ces mucus.

Enfin, il *ſemble* au Journaliſte, *que l'Auteur s'approcheroit plus du langage d'un vrai Phyſicien, s'il diſoit que la partie gelatineuſe qui reſte dans le pus, eſt privée des parties huileuſes.* Mais il faut donc qu'il nous apprenne à diſtinguer ces parties huileuſes qu'il ſuppoſe dans la partie gelatineuſe, & que perſonne n'y a encore reconnues. S'il y a dans le ſang quelque choſe qui approche de la nature de l'huile, ce ſont les parties globuleuſes, & l'Auteur du Traité n'a pas manqué d'avertir que la diſſipation de ces parties conttibue beaucoup à rendre plus peſante la partie gelatineuſe qui forme le pus. Concluons donc que l'envie de critiquer l'Auteur du Traité, a ſéduit le Journaliſte, & l'a fait égarer dans une ſuite de réflexions fauſſes, que nous pouvons regarder comme une *ſeptieme mépriſe.*

Le Journaliſte blâme l'Auteur anonyme d'avoir dit, *que la gangrene eſt le ſeul terme uſité pour ſignifier la mortification des parties, & que le ſphacele eſt un mot preſque rejetté du Vocabulaiere françois.* Mais le Journaliſte n'eſt pas mieux inſtruit dans la Grammaire que dans la Médecine. Avant que de décider, que ne conſultoit-il le

Dictionnaire de l'Académie Françoiſe, qui doit ſervir de régle en
cette matiere. Il y auroit trouvé en
ſon rang le mot de *gangrene*, comme
un mot uſité dans la langue ; mais
il n'y auroit pas trouvé celui de
ſphacele, qui n'eſt point dans l'uſage
commun. Je conſens pourtant que
ceux qui font parade d'une vaine
érudition, & qui aiment à dire *her-
pes*, au lieu de *dartre*, diſent de
même *ſphacele*, & même *nécroſe*, au
lieu de *gangrene*. Mais il n'eſt pas
moins certain que la remarque du
Journaliſte eſt fauſſe, & que c'eſt
une *huitieme mépriſe*.

ſphacele, parce qu'*il n'eſt pas dans l'u-
ſage commun* ; mais il s'agit ici d'un
terme technique, & non d'un uſage
commun, d'un mot enfin qui exprime particuliérement un état contre
nature très-diſtinct de toute autre af-
fection morbifique. Le Dictionnaire
de l'Académie Françoiſe, comme on
le voit, ne doit pas ſervir de régle
en cette matiere. Ce ſeroit un beau
projet que celui de retrancher de la
pathologie, les maladies dont les
noms ne ſont pas dans le Dictionnaire de l'Académie Françoiſe! Un
vieux médecin qui a paſſé ſa vie à
étudier, à pratiquer, & à enſeigner
la médecine peut-il donner lieu à de
pareilles conſéquences ? Pourquoi M.
Aſtruc ne ſe donnoit il pas la peine
de chercher dans le Dictionnaire de
Trevoux, dans celui de Col de Vilars,
dans le grand Dictionnaire de Médecine de James à l'article *Sphacelus*,
ſphacele, & dans le Dictionnaire en-
cyclopédique, à l'article Gangrene,
où l'on renvoie à Sphacele. Si M.
Aſtruc eût conſulté de pareilles autorités, il n'auroit pas aſſurément avancé à la fin de cet article, qu'il con-
ſent qu'on diſe ſphacele au lieu de
gangrene. Ces deux mots ne préſen-
tent-ils pas deux idées différentes ?
Comment M. Aſtruc peut-il donc les
regarder comme ſynonimes ? Preſque
tous les Auteurs n'en ont-ils pas fait
deux articles diſtincts. Ce ne ſont ni
les mêmes ſymptomes, ni la même
curation. Auſſi Boerhaave, dit-il, *hinc
regulæ à gangrenâ ſphacelus, à ſpha-
celo mors partis, & vicinorum cita in-
fectio. Gangrenæ ilicò ſuccurendum, Sphacelus ilicò extirpandus.* Vid. Comm.
Van-Swieten, &c. vol. I, cap. de
Gangrenâ, pag. 761.

Il eſt beau d'entendre *raiſonner*
le Journaliſte ſur la raréfaction que
produit la congelation. Il prouve
ſçavamment qu'elle eſt dûe à l'ex-
panſion de l'air contenu dans l'eau
qui ſe gele ; & c'eſt le ſeul endroit,
où il *raiſonne* juſte dans ſon Extrait.
Mais il revient bientôt à ſa maniere
ordinaire de *raiſonner* : *Ce mé-
chaniſme*, dit-il, *ne peut pas avoir*

lieu dans les humeurs qui coulent dans les veines, puisqu'elles ne contiennent pas, comme la Physiologie nous apprend, de l'air isolé entre les différentes parties qui les composent.

Les Physiciens conviennent que l'eau contient beaucoup d'air, qu'il y est incompressible, & qu'il reprend son ressort quand ses molecules se trouvent réunies par une force extérieure, telle que celle qu'il éprouve par le rapprochement des globules de l'eau excité par le froid ; c'est ce qui fait que la glace augmente de volume, parce que cet air qui est devenu élastique, se dilate, & tient, quand il est réuni, plus d'espace qu'auparavant. Mais tout ce mécanisme n'a pas lieu dans les liqueurs qui coulent dans nos veines : je m'explique. On distingue deux sortes d'air dans nos humeurs, celui qui fait partie de leur mixtion la plus intime ; celui-là est, dans cet état, dépourvu de tout son ressort, & on ne parvient à le lui rendre, qu'en le dégageant de ses entraves par les moyens chymiques, ou par la putréfaction ; l'autre est celui que le nouveau chyle apporte dans le sang, qui circule avec lui, mais qui n'y jouit pas de son ressort, qu'il ne peut reprendre qu'en se réunissant, ce qui ne sçauroit arriver pendant la vie : c'est un fait (*a*) connu des meilleurs Physiologistes. Lequel de ces deux airs, selon M. Astruc, est susceptible de raréfaction ? Ils sont l'un & l'autre sans ressort. M. Astruc a donc tort d'avancer vol. I, p. 59, lign. 10, que le froid *raréfie* nos liqueurs. On sçait que l'effet du froid est de condenser, bien loin de raréfier ; ceci est donc contraire aux notions les plus communes de physique.

Il est aisé de voir par ce raisonnement que la Physiologie du Journaliste est fort courte, puisqu'il ignore que toutes les humeurs de notre corps contiennent une grande quantité de parties d'air qui y sont confondues, mais qui s'en séparent en foule, dès qu'on les met dans la machine du vuide. C'est donc une *neuvieme méprise*, & une *méprise très-grande*, que d'avoir ignoré un fait si généralement connu.

Rien n'est si nuisible que la saignée dans le traitement de la gangrene. Il ne faut que reflechir sur la nature de cette maladie pour en être

Le Journaliste condamne l'Auteur du Traité *d'avoir conseillé dans la curation de la gangrene d'employer les saignées répétées, si elle est produite par l'inflammation.* Il falloit dire, si elle est produite par l'excès d'inflammation ; car c'est ainsi que l'Auteur (*f*) *parle*, & il a raison de

[a] *Boerhaave institut. medic. S.* 201, p. 117, *prælection. in prop. inst. vol. II*, p. 119.
Anatom. d'Heister, vol. II, p. 410.
Haller prim. lin. Physiol. cap. X, de resp. p. 155. *& seq.*
Hales végétable Staticks, exper. CVIII.
Bohn. circ. anatom. p. 64.

(f) *Pag.* 66, *n.* 1, *tom. I.*

parler ainsi. Il s'agit dans cet endroit de la gangrene qui vient de l'inflammation ; la raison démontre donc que pour rémédier à cette espece de gangrene, & en arrêter les progrès, il faut s'attacher à emporter, ou à affoiblir la cause qui la produit ; sçavoir, l'excès de l'inflammation : or, nul moyen plus efficace pour diminuer l'inflammation, que les saignées répétées, selon l'exigence des cas ; & c'est une pratique constamment suivie par les Médecins éclairés, & autorisée par les succès.

convaincu. La gangrene, selon Boerhaave, *est ea partis mollis affectio quæ, abolito influxu vitalis humoris in arterias, effluxu per venas, in mortem tendit.* D'après cette définition que peut faire la saignée dans la gangrene, diminuer encore l'abord des liqueurs vers la partie, augmenter l'affaissement, & favoriser par-là la mortification. Aussi l'Hippocrate moderne se garde-t-il bien de conseiller la saignée en pareil cas. *indicatio in gangrenæ curatione,* 1°. *vires firmare,* 2°. *putredini ingressum in venas impedire,* 3°. *putredinem conceptam arcere coercere. Comment. in Aphor. vol. I, page* 772. M. Astruc dit qu'il ne prétend parler que de la gangrene produite par l'excès de l'inflammation. Quel sophisme ! M. Astruc ne voit-il pas que quand la gangrene est déclarée, l'inflammation est détruite dans la partie gangrenée, & s'il en reste, bien loin de la détruire, il faut tâcher de la mener à suppuration, afin de séparer ce qui est mortifié de ce qui est encore sain. ? Que diriez-vous, Monsieur, d'un médecin qui conseilleroit la saignée repétée pour une suppuration aux poumons, en disant pour ses raisons, qu'elle seroit produite par un *excès* d'inflammation ? Prendriez-vous un pareil homme pour votre médecin ? Je ne vous le conseillerois pas.

Après cela, permis au Journaliste d'employer de vaines paroles, pour dire que la saignée *diminue les forces, relâche les fibres, enleve la portion du sang la plus active & la plus propre à vivifier les parties, & ne sert qu'à favoriser la gangrene, bien loin d'en arrêter les progrès.* Comment n'a-t-il pas compris, qu'avec de pareilles phrases, supposé qu'on les voulût admettre, il pourroit prouver que la saignée est un obstacle certain à la résolution des inflammations. Ainsi, malgré ce vain étalage, mettons les reproches qu'il fait à l'Auteur anonyme, d'avoir conseillé la saignée dans la gangrene inflammatoire, au

Ce que vous avancez ici de la saignée ne fait pas voir, comme le prétend M. Astruc, qu'elle s'oppose à la résolution des inflammations, mais seulement à la guérison de la gangrene. Les effets que vous attribuez à la saignée sont nécessaires pour la guérison de l'inflammation, qui est un engorgement causé par la présence & le séjour du sang, accompagné de chaleur, de rougeur, de tension, de douleur, & très-souvent de fievre. Or il est nécessaire dans ce cas de *diminuer les forces, de relâcher les fibres, d'enlever la portion de sang la plus active & la plus propre à exciter de la chaleur, de la douleur & de la fievre.* Ainsi toutes ces expressions ne sont pas des vaines paroles, mais des vérités pour un médecin. Il est vrai que celui qui ne sçait pas les apprécier, peut les prendre pour des phrases ; mais c'eft tant pis pour lui, & pour les malades qu'il traite.

Il s'agit ici du quinquina. M. Aftruc prétend qu'il a mal répondu en France aux efpérances qu'on en avoit données. Voilà ce que vous lui conteftez. Il fuffit, à ce que je crois, pour mettre M. Aftruc dans fon tort de lire fans partialité les obfervations qui font dans votre Journal à ce fujet, (a) de confulter les plus habiles chirurgiens de Paris, d'ouvrir tous les livres modernes qui ont traité de la gangrene & du quinquina. Quels éloges ne font-ils pas de ce remede ? D'ailleurs pourquoi le quinquina ne réuffiroit-il pas en France dans le traitement de la gangrene, puifqu'on en retire les plus grands avantages en Angleterre & en Ecoffe ? Eft-ce une tournure honnête pour nier les fuccès qu'on en a retirés en Angleterre ? Mais ce feroit vouloir nier que le mercure guérit de la vérole. Les guérifons de gangrene par le quinquina font revêtues de tant d'autorités, qu'on ne peut plus en douter fans courir les rifques d'être taxé d'un pironifme univerfel. Au refte que peut-on penfer d'un médecin qui dit que le quinquina ne réuffit que dans la gangrene produite ou accompagnée de fievre intermittente, & qui permet cependant d'en faire ufage dans tous les cas de gangrene ? Le quinquina n'eft pas un remede indifférent ; les praticiens favent combien d'accidens funeftes il produit tous les jours. S'il n'eft pas indiqué, il doit faire beaucoup de mal : c'eft ce qu'on obferve pour peu qu'on ait pratiqué avec difcernement. J'accorde à M. Aftruc pour un inftant, que le quinquina foit un remede indifférent. Doit-il en tolérer l'ufage ? quand il n'en réfulteroit que l'inconvénient de perdre, en le prefcrivant, un temps précieux, qu'on pourroit employer à ordonner des remedes plus prompts & plus efficaces, ne feroit-ce pas un grand mal ? Que dites-vous, Monfieur, de cette maniere de raifonner ?

nombre de fes *méprifes* ordinaires, & comptons-la pour la *dixieme.*

Il femble, dit le Journalifte, *que l'Auteur du Traité des Tumeurs fe foit attaché dans fon livre, à combattre les remedes les mieux accrédités, & ceux dont on a lieu d'efpérer le plus de fuccès.* Qui ne croiroit à ce début, que l'Auteur du Traité ne foit tombé dans quelque lourde faute ? Tout fon crime cependant fe réduit à dire (g) que les Médecins d'Ecoffe & d'Angleterre, ont recommandé l'ufage interne du quinquina dans la gangrene ; qu'on a effayé ce remede en France, mais que le fuccès a mal répondu aux efpérances qu'on en avoit données, & que ce remede n'a paru réuffir que quand la gangrene étoit produite ou accompagnée d'une fievre tierce ou double - tierce, & par conféquent intermittente, & du reffort du quinquina ; que cependant il étoit d'avis qu'on employât le quinquina dans tous les cas de gangrene, parce que ce remede ne peut produire de foi aucun mauvais effet.

Il ne faut que comparer le texte

Affurément rien n'eft plus fenfé,

[a] *Tome VI*, pag. 778, *tom. X*, p. 209.

(g) *Pag.* 57, 68. *Tom. I.*

&

rien n'eſt plus vrai que ce diſcours, & l'on pourroit citer un grand nombre d'obſervations qui juſtifient ce qu'on avance, & qui ont été faites par des Médecins les plus éclairés. Qu'a donc pu trouver le Journaliſte à y reprendre : il eſt bon de l'entendre lui-même.

L'Auteur du Traité, dit-il, *croit qu'il ne faut pas faire uſage du quin-quina dans la gangrène, parce que ce remede a mal répondu en France aux eſpérances qu'on s'en étoit for-mées.* Mais en cela il altere les paroles de l'Auteur qu'il veut criti-quer, & lui fait dire le contraire de ce qu'il dit, comme on vient de l'obſerver.

de M. Aſtruc & le vôtre, pour y trouver, non dans les mots, parce qu'ils ne ſont pas ſacrés, mais dans le ſens une conformité parfaite. Cette maniere d'inſinuer qu'on a altéré le texte de celui qu'on a entrepris de cri-tiquer, eſt une petite ruſe uſée à la-quelle ont recours tous les Auteurs qui ſont maltraités. Ils cherchent adroi-tement à inſpirer de la défiance contre celui qui les a cenſurés, pour affoi-blir le poids de la critique, & éluder les conſéquences qu'on en tire.

Aſſurément, continue le Journa-liſte, *ou l'Auteur n'a pas lu les cures ſingulieres & ſurprenantes faites à ce ſujet par ce remede, que nous avons publiées dans nos Journaux.* Oui, aſſu-rément, il ne les a pas lues, puiſqu'il ignoroit même que le Journal du ſieur Vandermonde exiſtât.

Que prétend faire croire M. Aſtruc en avançant qu'il n'a pas lu votre Jour-nal? Veut-il faire voir qu'il ne s'oc-cupe plus des choſes qui intéreſſent le plus ſa profeſſion? Ignore-t-il que les plus habiles médecins & chirur-giens de la France, de l'Angleterre, de l'Eſpagne, de la Hongrie, &c. liſent votre Journal avec ſatisfaction? Perſonne ne doute que ce ne ſoit un ouvrage utile à la médecine & à l'hu-manité. Je dis plus : je ſuis convaincu qu'il n'y a pas de mois où ce Jour-nal ne contienne quelque choſe d'in-téreſſant, & même d'inſtructif pour tous les médecins & les chirurgiens les plus habiles. J'en excepte cepen-dant M. Aſtruc, à qui il n'eſt plus poſſible de rien apprendre, ſur-tout en matiere d'obſervations. Mais com-ment pourroit-il ſe faire qu'il igno-rât que votre Journal exiſte? Vous avez donné deux proſpectus à ce ſujet en 1756 & en 1758, qui ont été répandus par-tout. Vous m'aſſurez de plus, Monſieur, que M. Thiery notre con-frere, homme d'une probité & d'un mérite reconnus, vous demandât au mois de Mars 1758, de la part de M. Aſtruc, qui eſt-ce qui vous avoit communiqué une obſervation de M. Monro ſur la rupture du tendon d'A-chille, qui ſe trouve dans le Journal de Février 1758, tom. VIII, p. 141. Que penſer de tout ceci? Je connois trop la probité de M. Aſtruc pour

B

oſer jamais la ſoupçonner. C'eſt ſans doute un oubli.

Je me charge de la part de nos confreres & des médecins & chirurgiens, tant de Paris & de Province, qu'étrangers, qui vous ont donné des obſervations, & qui y ont mis leurs noms, de faire à M. Aſtruc de très-humbles remercimens de la maniere indulgente avec laquelle il les traite, & de l'idée favorable qu'il donne ici de leur probité.

Comme M. Aſtruc ne donne d'autres preuves de ce qu'il avance ſur ſa doctrine de la gangrene ſeche, que ſa propre autorité, je crois que vous pouvez raiſonnablement la récuſer. Je ne devine pas les auteurs que M. Aſtruc prétend déſigner ici ; mais je ſçais que ceux où vous dites qu'il a puiſé, ſont antérieurs en date ; que faut-il de plus pour démontrer le plagiat ?

Où, ajoûte-t-il, *il eſt peut être de l'avis d'un certain Pyrrhonien, qui a ſoutenu que toutes les obſervations qu'on nous a envoyées, & dont nous avons fait part au public, étoient fauſſes.* Je ne ſçais pas ce que penſeroit l'Auteur du Traité, s'il avoit lu ces obſervations ; mais je ſçais que pour moi qui les ai lues, je ſuis du ſentiment de ce Pyrrhonien, qui paroît ſi blâmable à M. Vandermonde.

Enfin, le Journaliſte termine ſa critique d'un ton bien digne d'un ſçavant Praticien, comme lui. *Nous croyons*, dit-il, *devoir le prévenir que malgré ſes doutes mal fondés, l'on conſeillera de ſe ſervir du quinquina dans la gangrene, comme d'un des ſecours les plus efficaces & les plus puiſſans qu'on connoiſſe.* A lui permis ; mais, à en juger par la réputation que M. Vandermonde ſe fait, il ne le conſeillera jamais à perſonne. Vous jugez bien, Monſieur, que ce *tas* de réflexions fauſſes & de mauvais raiſonnemens qu'on vient de relever, mérite bien d'être compté pour une *onzieme mépriſe.*

Toutes les réflexions du Journaliſte ſur ce que l'Auteur du Traité dit de la gangrene ſéche, ſont également frivoles ; & il ne faut que les rapporter pour en faire ſentir la futilité. 1°. *Tout ce que l'on trouve,* dit-il, *dans cet Ouvrage ſur la gangrene ſéche, n'eſt qu'une copie de ce que pluſieurs Auteurs ont écrit ſur cette matiere.* Je crois *deviner* de quels Auteurs le Journaliſte entend parler ; mais m'en croirez-vous, Monſieur, c'eſt pourtant un fait dont j'ai la preuve en main. La même doctrine que l'Auteur enſeigne ſur la gangrène ſéche dans ſon

Traité, il l'enseignoit publiquement, il y a plus de trente ans, dans le tems que les Auteurs que le Journaliste désigne, commençoient leur apprentissage; & c'est de l'Auteur anonyme que ces Auteurs désignés par le Journaliste, ont appris cette doctrine, supposé qu'ils l'entendent.

2°. L'auteur du Traité enseigne que la gangrene séche vient de ce que le sang circule lentement dans les parties affectées, & qu'il y répand une sérosité âcre. Le Journaliste saisit ces mots avec empressement, & croit pouvoir les tourner en ridicule : *Nous serions bien à plaindre*, dit-il, *si cette cause suffisoit pour produire cette maladie. Combien ne verroit-on pas de gangrenes ambulantes ?* Il ignore donc qu'il y a *différens* dégrés dans le ralentissement du sang, de même que dans l'acrimonie de la lymphe, & que ces *différens* dégrés constituent des maladies *différentes*.

Si l'Auteur du Traité des Tumeurs eût soutenu que le ralentissement de la circulation du sang réuni à l'épaississement, à l'âcreté des humeurs, à l'épuisement du malade, &c. pouvoit produire la gangrene seche, il n'auroit rien avancé que de sage & de conforme à l'expérience, & à l'autorité des plus habiles praticiens; mais que M. Astruc prétende qu'un sang qui circule lentement suffise pour donner naissance à la gangrene séche : voilà ce qu'on peut lui contester, & ce qui sûrement n'est appuyé sur aucun fondement.

3°. Enfin, il revient encore à la saignée, que l'Auteur du Traité recommande dans la gangrene séche dans *certains cas*, & tout ce qu'il dit sur ce sujet est une preuve de son ignorance dans la pratique. Qu'il sçache donc, que l'inflammation & la fiévre surviennent *quelquefois* dans la gangrene séche, & que dans ce cas, il faut avoir recours à la saignée. Qu'il sçache même qu'il faut l'employer *dans tous les cas*, si l'état du pouls le permet, afin de faciliter la circulation du sang, & de prévenir les engorgemens, dont plusieurs parties sont menacées; & comptons sa critique pour une *douzieme méprise*. Il est vrai comme cet Auteur l'enseigne (*a*), que ces saignées doivent être & plus

(*a*) *Page* 81, *tom. I.*

La gangrene, comme tous les praticiens le sçavent, vient d'une dépravation générale des liqueurs, de l'atonie des solides, & peut-être de l'épuisement du liquide nerveux; elle est accompagnée d'un pouls foible & intermittent, d'anxietés, de défaillances, d'un très-grand accablement, &c. elle attaque les vieillards, les personnes épuisées de maladies ou de fatigues, ceux qui ont souffert la faim, la misere & l'indigence. Sont-ce là des causes qui exigent la saignée ? Peut-on trouver des obstacles qui contrindiquent plus manifestement ce remede ? C'est en vain que M. Astruc, pour appuyer son sentiment, a recours à l'inflammation qui peut, dit-il, quelquefois survenir dans la gangrene séche. Si cela n'arrive que *quelquefois*, pourquoi prétend-il qu'il faut saigner *dans tous les cas* ? Au reste que peut-il y avoir de plus salutaire que l'inflammation dans ce cas ? Il en naîtroit une plus grande oscillation dans les vaisseaux de la partie saine, voisine de la partie gangrenée. La nature trace le cercle inflammatoire dont la suppuration consécutive séparera le mort du vif, & loin de s'opposer à cette inflammation, l'art doit regretter de n'avoir pas de moyens assurés pour la procurer. Un praticien qui auroit observé la marche de la nature dans les cas où la gangrene seche a cédé aux remedes, tels que le *quinquina*, auroit vu que l'inflammation étoit le fondement de l'espérance du malade & de la satisfaction du médecin.

rarés & plus petites dans la gangrene seche, que dans les cas ordinaires, & qu'il faut donner en même tems au malade des remedes intérieurs, propres à corriger le vice du sang, & à en ranimer la circulation.

On voit bien que l'Auteur du Traité des Tumeurs a eu dessein d'attaquer ici l'Académie des Sciences, avec laquelle, dit-on, il a une très-vieille querelle. Croit-il donc que quoiqu'elle ait souffert qu'on lui lût & qu'elle ait imprimé un mémoire où l'on prouvoit que la veine de Medine étoit un clou, elle ne sçavoit point ce que Velschius pense sur la nature de cette maladie ? On sçait que ce Corps respectable est trop bien composé, sur-tout en médecins, pour n'être pas instruit d'un fait aussi connu. Mais M. Astruc ignore apparemment que l'usage de cette Compagnie est de laisser à tout le monde la liberté de lui faire part de ses idées pour ou contre le même sujet, parce qu'elle peut quelquefois découvrir des vérités de détail & accessoires à l'objet principal que l'on s'est proposé de traiter, & qui peuvent être utiles à la société. C'est ainsi qu'elle reçoit dans ses séances particulieres, ceux qui ont des Mémoires à lire sur la quadrature du cercle, le mouvement perpétuel & la pierre philosophale, quoiqu'il soit presque démontré qu'il est impossible de résoudre ces problêmes. D'ailleurs ceux qui ont traité de la veine de Medine devant l'Académie des Sciences, étoient à portée, s'ils l'eussent voulu, de faire ce que M. Astruc a fait, c'est-à-dire de copier la description de cette maladie dans Velschius. Vous avez donc eu raison de dire à M. Astruc qu'il a donné inutilement la description de la veine de Medine.

Le Journaliste ne fait que deux réflexions, sur ce qui regarde la veine de Médine.

L'une, que cette discussion étoit *inutile, puisque c'est une maladie inconnue en Europe;* mais cette discussion étoit du moins nécessaire, pour empêcher que quelque Chirurgien ne vînt encore fournir à à l'Académie des Sciences quelque Mémoire, pour prouver que ce mal n'est qu'un clou, & que le ver qu'on croit en retirer, n'est que le bourbillon ou la corde du clou, qu'on allonge & qu'on file en l'attirant.

L'autre, que l'Auteur a *puisé dans Velschius* toute l'érudition dont ce Chapitre est chargé. Mais l'Auteur n'y a pas puisé les citations des Auteurs qui ont écrit depuis Velschius ; non plus que celles des Auteurs qui ont vu le dragonneau eux-mêmes, ou des maladies qui y sont analogues. Tout ce qu'il a donc pris dans Velschius, & tout ce qu'il a pu y prendre, se réduit à *quelques* citations d'auteurs Arabes, très-fautives, & qu'il lui a fallu rectifier.

Mais enfin, ajoute le Journaliste, *l'Auteur a eu grand soin de ne pas avertir de ce petit vol littéraire.* Il est *petit* en effet ; mais il est *faux* qu'il n'en ait pas averti. Pouvoit-il le faire plus expressément, qu'en disant, comme il fait, que Velschius a publié une *sçavante Dissertation sur ce sujet, où il n'y avoit rien à désirer, qu'un peu plus d'ordre.*

Convenez donc, Monsieur, que les imputations, que M. Vandermonde fait à l'Auteur anonyme, par rapport à ce qu'il a dit de la veine de Médine, peuvent être regardées comme une accusation maligne ; mais je veux bien ne la compter que pour une étourderie, ou si vous voulez, une *treiziéme méprise.*

Liste des Auteurs cités par M. Astruc, comme ayant traité de la veine de Médine.	*Liste des Auteurs cités dans Velschius comme ayant traité de la veine de Medine.*
Galenus.	Galenus.
Soranus.	Soranus.
Leonides,	Leonidas.
Ætius.	Ætius,
Paulus Ægineta	Paulus Ægineta.
Actuarius.	Actuarius.
Plutarchus.	Plutarchus.
Avicenna.	
Rhasis.	
Avenzoar.	Avenzoar.
Alzaravius.	Alzaravius.
Haly Abbas.	Aaly Abbasius.
Albucasis.	Albucasis.
Guill. de Salicet.	Guill. Salicetus.
Gui de Chauliac.	Guid. Cauliacensis.
F. de Piémont.	Fr. Pedemontanus.
Amatus Lusitanus.	Amatus Lusitanus.
Jean Manardus.	Joann. Manardus.
Jean Langius.	Joannes Langius.
T. Roderic a Vega.	Thomas a Vega.
Ambroise Paré.	Ambros. Paræus.
Jacq. Dalechamp.	J. Dalechampius.
Jean Gorræus.	Joannes Gorræus.
Jean Wierus.	Joannes Wierus.
Jean Colle,	Joannes Colle.
G. J. Velschius.	G. Hier. Velschius.

Après un pareil plagiat, suffit-il de dire que Velschius a publié une sçavante Dissertation sur la veine de Médine ? M. Astruc n'auroit-il pas dû ajoûter qu'il en a copié toutes les citations ? Il est vrai qu'elles ne sont pas toutes dans le corps de l'ouvrage, parce qu'il y a dans la liste de M. Astruc des auteurs qui ont vécu depuis Velfchius. Mais on les trouve dans un index qui est placé à la fin du volume. Voyez *Georgii Hieronymi Velfchii, de Venâ Medinensi. Augustæ vindelicorum, anno* CIƆ. IƆC. LXXIIII.

Le Journaliste paroît être bien fâché de n'avoir rien à critiquer sur la nature qu'on donne au panaris, conforme en tout à la description que les anciens Auteurs en ont faite, & à la signification naturelle du nom, que ce mal porte. Les observations d'Hildanus achevent

Les plus habiles médecins & chirurgiens ont distingué quatre especes de panaris. M. Astruc les traite tous d'ignorans. M. De la Faye l'un des plus habiles Chirurgiens de Paris, dans ses remarques sur le Cours d'Opérations de chirurgie de Dionis, vol. 11, p. 719. dit positivement ,, l'expérience qui a ,, fait connoître aux praticiens que

» cette maladie n'avoit pas toujours » son siége entre la peau & le périoste, » comme le pense l'Auteur (M. Dio- » nis) les a porté à les diviser en » *quatre especes : par rapport aux en-* » *droits qu'elle occupe* ». Je penserai, quoiqu'en dise M. Astruc, comme vous & ce Chirurgien célébre, dusse-je aussi courir les risques de passer pour un ignorant dans l'esprit de M. Astruc.

On appelle élastique tout corps, qui après avoir été comprimé se rétablit, & reprend les mêmes dimensions & la même figure qu'il avoit avant de l'être. Parmi les corps élastiques il y en a qui ne se rétablissent presque pas, on les appelle des corps mols; ceux qui réagissent plus promptement, sont les corps durs, qui ont plus ou moins d'élasticité, selon la dureté, la roideur, la sécheresse de leurs parties, & selon qu'ils sont (a) plus ou moins compactes : voilà les raisons pour lesquelles, quand la laine est lâche, elle ne donne presque pas de preuve de ressort; mais quand on la roule, & qu'on en fait une pelotte serrée, comme elle est pour lors plus compacte, elle devient par conséquent plus élastique. Il s'agit de prouver à présent que le ressort de l'ongle & de la couche cartilagineuse diminue l'action du liquide. Il suffit de réfléchir, pour sentir qu'un corps solide & compacte doit contenir fortement deux gouttes de lymphe, ce qui n'arriveroit pas, si elles ne trouvoient d'autres obstacles qu'un corps mol, qu'elle éloigneroit aisément. L'action du liquide dans le doigt vient du gonflement des vaisseaux & des membranes, produit par l'engorgement ou l'épanchement, & cette dilatation est moindre quand elle trouve une résistance solide comme l'ongle, que

(a) Leçons de Physique de M. l'Abbé Nollet, tom. I, pag. 119, quatrième édition.

de mettre cette question hors de tout doute, & on n'a qu'à les suivre, pour en être pleinement convaincu. Après cela, permis aux *ignorans* d'établir trois ou quatre especes de panaris, & de confondre ainsi des maladies qui n'ont aucun rapport ensemble, ni quant à leur siége, ni quant à leur cause primitive. Ne laissons pourtant pas de mettre leur sentiment, quoique autorisé par le Journaliste, au nombre des erreurs, & des erreurs dangereuses pour les malades; & à l'égard de M. Vandermonde, *comptons - les* pour sa *quatorziéme méprise.*

L'Auteur du Traité des Tumeurs, dit le Journaliste, *prétend que deux gouttes, ou deux gouttes & demie de lymphe, épanchées sous l'ongle, produisent tous les accidens funestes du panaris,* & pour le faire comprendre, il cite l'exemple de la machine de Papin, où l'on sçait, dit-il, *que les liquides fortement comprimés, sont capables d'une activité qu'on auroit peine à imaginer.*

Que fera donc l'Auteur du Journal pour détruire un exemple si concluant? Il prendra le parti de soutenir *qu'il n'y a aucune parité entre la machine de Papin, & une goutte de lymphe contenue dans le doigt.* Or, voici comme il prétend le prouver. *La résistance,* dit il, *qu'éprouve l'eau dans cette machine est si grande, que si l'on ne prenoit des précautions, elle casseroit les vaisseaux qui la contiennent, quelques forts qu'ils soient. Mais dans le doigt,* continue-t-il, *les parties par la raison qu'elles sont très-compactes, sont aussi capables d'un plus grand ressort, qui diminue par conséquent beaucoup l'action du liquide.*

Premier raisonnement pitoyable. L'ongle & la couche cartilagineuse qui est dessous, & entre lesquelles

les gouttes de lymphe font epanchées, font très-compactes, de l'aveu même du Journaliste. Elles repréfentent donc par là plus exactement la machine de Papin. *Mais*, continue le Journaliste, *ces parties font par-là même capables d'un plus grand ressort, qui diminue beaucoup l'action du liquide.* Je doute qu'on ait raison de conclure que l'ongle & la couche cartilagineufe ont un plus grand reffort par la raison qu'elles font très-compactes. Mais, fans s'arrêter à difcuter ce fait, il eft certain du moins que ce reffort de l'ongle & de la couche cartilagineufe, tel qu'il foit, loin de diminuer l'action du liquide épanché, doit l'augmenter confidérablement, parce que ce reffort poulfe, & eft repouffé à fon tour, & que cette action & réaction réciproque, fouvent répétées, doivent mettre le liquide en état de produire des effets qui n'arriveroient pas autrement.

quand elle n'en trouve pas, ou quand elle n'en a qu'une très-foible à furmonter. L'action & la réaction dont parle ici M. Aftruc, fe rencontrent à la vérité dans deux corps élaftiques; mais les liquides ne font pas compreffibles (*a*); ils ne font par conféquent pas fufceptibles d'action & de réaction réciproque. Vous avez donc eu raifon, Monfieur, d'avancer que l'ongle & la couche cartilagineufe, par la raifon qu'elles font compactes, font auffi capables d'un plus grand reffort qui diminue beaucoup l'action du liquide.

Mais d'ailleurs, pourfuit le Journalifte, *l'eau dans la machine de Papin, eft pouffée par la violence du feu qui la chauffe; dans le panaris affurément, la goutte ou les deux gouttes & demie de lymphe, font dans une chaleur moindre que celles du fang & des autres liqueurs qui ne font pas épanchées.*

Autre raifonnement, pire encore que le précédent. Quand cela feroit, comment le Journalifte fçait-il que cette chaleur, quoique moindre que celle du fang, ne fuffit pas pour produire les accidens du panaris, mais cette fuppofition eft évidemment fauffe. Le bout du doigt malade devient bientôt chaud, brûlant, enflammé, & la lymphe épanchée y acquiert une chaleur fort fupérieure à la chaleur naturelle du fang, ce qui fuffit pour détruire

Tous les phénomenes produits par l'ingénieufe & utile machine de Papin, viennent de ce que l'eau y eft contenue de toutes parts par une preffion égale, que le feu ne peut la foulever, qu'elle ne peut s'évaporer. Le vaiffeau de fonte dans lequel elle eft contenue prenant un dégré de chaleur fupérieur à celui qui eft néceffaire pour la faire bouillir, la met en expanfion: de-là fon action dont les effets font connus de tout le monde. Quel rapport ce phénomene a-t-il avec celui que peuvent produire deux gouttes de lymphe épanchée dans une cavité où la chaleur n'eft pas concentrée? M. Aftruc trouvera-t-il dans le doigt une chaleur capable de faire entrer la lymphe en expanfion & une réfiftance proportionnée à celle d'un gros vaiffeau de fonte exactement fermé?

(*a*) Traité d'Opt. de Newton, *liv.* 3, *part.* 1, *prop.* 8.
Saggi d'Efperienze natural. Acad. Florent. p. cxxviij.

Voici ce que dit Dionis à ce sujet dans son Cours d'Opérations, vol. II. pag. 723. » De tous les apoſ- » têmes, c'eſt le panaris qui eſt le » plus douloureux, parce que l'extré- » mité des doigts ne pouvant s'éten- » dre autant qu'il faudroit pour con- » tenir la matiere qui s'y porte, il » s'y fait une tenſion exceſſive qui » cauſe une douleur inſupportable, » qui étant augmentée *par la corroſion* » *de la matiere*, & *agiſſant ſur l'ex-* » *trémités des nerfs qui y aboutiſſent...* » Je cite à M. Aſtruc l'autorité de Dionis, comme celle d'un Auteur très-eſtimé par les médecins & les chirurgiens. Apparamment qu'*il igno-* *roit abſolument*, comme vous, Mon- ſieur, la maniere dont le panaris ſe forme, puiſqu'il dit que la matiere du panaris *irrite l'extrémité des nerfs,* & *devient la cauſe de douleur.*

Comment peut-il ſe faire que M. Aſtruc ignore que tous les Auteurs ont rangé parmi les cauſes internes du panaris, le virus vénérien & ſcro- phuleux ? M. De la Faye dans une de ſes notes (*a*) le ſoutient expreſſément. *Le virus vénérien*, dit-il, *le ſcrophu- leux*, *le chancreux en ſont quelquefois les cauſes internes.*

Le panaris doit arriver aux doigts des pieds, comme à ceux des mains, puiſqu'ils ont la meme conformation. L'Auteur dont la grande érudition lui fait principalement connoître les ma- ladies qui ſont décrites dans les an- ciens Auteurs, défie hardiment qu'on lui prouve que le panaris puiſſe atta- quer les doigts des pieds. Il eſt fa- cile de répondre à ce défi, & de faire trouver ſon érudition en défaut. Paul d'Ægine, ce grand médecin qui

(*a*) Cours d'Opérations de Dionis, *vol. II*, *pag. 716. quatrieme édition.*

tous les vains raiſonnemens qu'on oppoſe.

Ainſi, conclut le Journaliſte, *toute cette explication* du panaris *eſt purement ſyſtématique.* Ainſi, puis- je conclure avec plus de raiſon, toutes les réflexions que cet Auteur oppoſe, méritent bien d'être comp- tées pour une *quinzieme mépriſe.*

Le Journaliſte trouve mauvais qu'on attribue toujours la cauſe du panaris à une piquûre ou à une contuſion. Il prétend *qu'il eſt ſi ſim- ple de dire, que cette lymphe préten- due rouſſe, par ſon âcreté piquoit, irritoit les nerfs & les tendons, & produiſoit tous les accidens qui ſuc- cedent au panaris.* Mais c'eſt ignorer abſolument la maniere dont le pa- naris ſe forme, que d'admettre une pareille cauſe.

1°. Le panaris n'arrive jamais qu'à la ſuite d'une piquûre, qui perce la racine de l'ongle, & qui donne lieu à l'extravaſation de quelques gouttes de lymphe, ou d'une contuſion ſubite ſur la racine de l'ongle, qui la fait plier en de- hors ou qui l'enfonce en dedans, & qui en la détachant en quelque point, y fait extravaſer de même quelque peu de lymphe.

2°. Il arrive aux perſonnes les mieux conſtituées, par l'une ou par l'autre de ces cauſes, ſans qu'on puiſſe ſuppoſer aucun vice, ni au- cune âcreté dans la lymphe, capa- ble d'y contribuer.

3°. Il n'arrive jamais aux per- ſonnes les plus cacochymes, & en qui la lymphe eſt la plus viciée, à moins que l'une de ces deux causes n'ait précédé.

4°. Il n'arrive jamais qu'aux gens de travail, aux couturieres, & aux gens qui exercent quelque art méchanique, & par-là sujets à se piquer ou à s'écraser les bouts des doigts.

5°. Enfin, il n'arrive point aux doigts des pieds, quoique les doigts des pieds ayent la même conformation que ceux des mains.

Que répond à cela l'Auteur du Journal ? *Premierement, qu'il lui est permis de douter que le panaris ne vienne qu'aux doigts des mains.* On y consent sans peine ; mais on le *défie* d'alléguer aucun exemple du contraire.

En second lieu, continue-t-il, *quand cela seroit, que pourroit-on en conclure ? que les pieds ne sont pas exposés aux causes déterminantes, qui produisent le panaris, comme les mains ; mais cela ne prouveroit rien pour les causes efficientes, & cette même lymphe rousse peut être assez âcre par elle-même, pour s'épancher dans les doigs des pieds, comme dans ceux des mains.*

Le Journaliste qui vient de demander la permission de douter des faits certains qu'on lui allégue, nous accordera bien la permission de douter des possibilités qu'il imagine, & en attendant, de compter ses frivoles réflexions sur la cause du panaris, pour une *seizieme méprise.*

A en croire le Journaliste, le Traité des Tumeurs *ne renferme que des connoissances, que l'on est à portée de puiser dans plusieurs Auteurs, qui ont traité chacune de ces matieres d'une maniere supérieure ;* & là-dessus il cite à la marge, *Celse, Boerhaave, Juncker, Van-Swieten, & sur-tout M. Quesnay.*

vivoit au septieme siécle, parle du *pterygium* ou excroissance de chair qui vient à l'ongle. Cette maladie, dit-il, est commune aux doigts des pieds & des mains, & est une suite du panaris. Gorræus dit expressément que le *pterygium* & le panaris sont la même maladie. Fabrice d'Aquapendente, que Glandorp dans son Traité sur le panaris, appelle la lumiere des chirurgiens de son tems, ne distingue pas le *pterygium* du panaris, ni le panaris du *pterygium.* Il suit en cela le sentiment d'Albucasis, médecin Arabe. Fabrice d'Aquapendente dit que ce mal vient quelquefois de cause externe, & quelquefois de cause interne, & *quant au pied,* c'est principalement le pouce qui est sujet à cette espece de panaris. M. Astruc n'éludera pas la difficulté en disant que Fabrice d'Aquapendente a prétendu parler de l'excroissance, qui est l'effet de l'ongle entré dans le doigt ; car ce sçavant & habile médecin distingue bien ces deux états ; il traite du panaris au chap. 103, sous ce titre, *De Pterygio seu Panaritio unguium,* & c'est dans le chapitre suivant qu'il parle de l'ongle entré dans la chair ; *De unguis pollicis pedis interiùs intrusione.* Je suis fâché d'être obligé de donner ici pour la quatrieme fois, atteinte à la vaste érudition de M. Astruc ; mais pourquoi vous en a-t-il défié ?

Je ne m'arrête pas comme vous voyez, Monsieur, à réfuter toutes les propositions erronnées qui se trouvent dans tous ces articles ; car je craindrois que cette discussion ne devînt ennuyeuse au public : il suffit de les lui faire observer.

M. Astruc s'égaie, & tourne ici les choses en plaisanterie, apparemment qu'il est vivement piqué, de ce que vous lui avez indiqué les sources dans lesquelles il a puisé. Je conçois que cela n'est pas obligeant. A l'égard du Traité de la Gangrene de M. Quesnay, vous avez eu raison d'avancer que c'est un bon ouvrage ; ceux qui l'ont lu, & qui sont état d'en juger, pensent de même. M. Astruc ne vous a pas compris : je le vois bien. En citant à la marge *sur-tout* M. Quesnay, ce n'est pas que vous mettiez ce médecin au-dessus de Celse & de Boerhaave ; mais c'est que, comme dans le nouveau Traité des Tumeurs la Gangrene est l'article le plus mal traité, & que M. Quesnay a travaillé sur cette matiere en particulier, vous avez annoncé son ouvrage, comme celui que l'on devoit *sur-tout* consulter. Si j'écrivois, par exemple, sur les maladies vénériennes, je dirois qu'il faudroit lire les Auteurs qui en ont traité, comme Boerhaave, Van-Swieten, Juncker & sur-tout M. Astruc. Quelqu'un iroit-il s'imaginer en ce cas que je voudrois mettre ce dernier au-dessus des autres ? Cela est-il vrai-semblable ?

Je ne doute pas que l'Auteur du Traité des Tumeurs n'ait bien ri de se voir renvoyé à étudier M. Quesnay ; & je vous avoue que je n'ai pas pu m'empêcher de rire moi-même de voir M. Quesnay, mis au-dessus de Celse, de Boerhaave, de Juncker & de Van-Swieten, *& sur-tout*, dit-on, *M. Quesnay*. Tâchez, Monsieur, de sçavoir si l'on croit que le Journaliste ait parlé sérieusement dans cet endroit, & si l'on ne regarde pas son *sur-tout M. Quesnay*, comme une ironie piquante.

Ce que l'Auteur enseigne sur le panaris se trouve dans Fabrice d'Aquapendente, dans Glandorp, dans Dionis & dans la plûpart des Auteurs qui ont écrit sur cette maladie ; sur le siége des maladies de la peau, dans le Traité des maladies de la peau du docteur Turner, dans les ouvrages de Gorter. A l'égard des gommes, ce sont des tumeurs trop rares pour qu'on puisse décider de leur nature. Ce que M. Astruc rapporte à ce sujet n'est appuyé que sur le témoignage d'un seul médecin qui a eu occasion de l'observer dans un pays éloigné du nôtre. Si M. Astruc révoque en doute toutes les observations qui sont dans votre Journal sur des maladies connues, pourquoi veut-il que l'on ajoûte foi à celle dont on lui a fait part sur une maladie que l'on ne rencontre presque jamais dans la pratique ? D'ailleurs s'il faut s'en rapporter à la description que M. Hundertmark donne de cette maladie dans le sixieme volume de la Collection de Theses de M. de Haller, & qui differe essentiellement par la nature & la cause du mal de celle que l'on trouve dans le Traité des Tumeurs de M. Astruc ; il faut encore bien des observations avant de pouvoir constater rien de positif à ce sujet. Pour ce qui concerne les autres prétendues découvertes *importantes* que M. Astruc a faites sur les hydatides & sur les loupes, &c. je

Mais parlons sérieusement, Monsieur ; M. Vandermonde trouve donc que le Traité des Tumeurs *ne renferme que des connoissances communes, que l'on est à porté de puiser dans les Auteurs ordinaires.* Qu'il nous apprenne donc dans quels Auteurs on trouve ce que l'Auteur des Tumeurs enseigne sur la nature & les causes du Panaris ; sur le siége particulier des différentes maladies de la peau ; sur la distinction des deux sortes de squirrhe, le squirrhe lymphatique & le squirrhe récrémentiel ; sur la nature & les causes du cancer & des tumeurs carcinomateuses ; sur la génération des hydatides & sur la formation des doubles poches, dont elles sont quelquefois revêtues ; sur les preuves qu'il apporte, que les hydatides & les loupes, sont dans le fond la même espece de mal, & ne different entr'elles que par accident ; enfin sur les gommes ou tumeurs gommeuses.

ne lui en difpute pas la propriété ; & je ne crois pas que perfonne ait jamais envie de le faire.

Il faut être bien mal inftruit de l'état de la Médecine, pour n'avoir pas fenti que toutes ces queftions font traitées dans cet ouvrage d'une maniere également *neuve & folide* ; c'eft pourquoi, le jugement que M. Vandermonde porte à cet égard, doit être regardé comme une *dix-feptieme méprife.*

M. Aftruc a raifon de fe faire ici lui-même des complimens ; car je ne puis pas en confcience lui en faire, après toutes les erreurs que je viens de faire appercevoir. J'en fuis au défefpoir, car j'ai toute la vénération poffible pour le lumieres de ce célebre médecin.

Enfin, M. Vandermonde termine fon Extrait par des paroles affez peu judicieufes : *On peut dire,* dit-il, *qu'on auroit pu faire avec ce Traité des cahiers propres à former des Ecoliers ; mais qu'il ne peut guères convenir à des Praticiens.* Je comprends bien que M. Vandermonde a eu deffein de déprécier cet ouvrage, en difant qu'on auroit pu *faire avec ce Traité des cahiers propres à former des Ecoliers.* Il ne connoît donc pas la valeur de ces expreffions. Si l'on avoit pu *faire avec ce Traité des cahiers propres à former des Ecoliers,* il faut que ce Traité foit clair, méthodique, concis, & qu'il renferme en même tems tout ce qu'il y a d'important, d'effentiel & de néceffaire à fçavoir fur ce fujet. Et quelle plus grande louange peut on donner à un Traité dogmatique ? PLUST A DIEU que tous les ouvrages de la même efpece, méritaffent d'être regardés comme des *cahiers propres à former des Ecoliers,* on ne verroit pas tant de livres dogmatiques, obfcurs, confus, fans ordre & fans méthode, & remplis de tant d'inutilités ou de redites.

Il ne fera pas dit, Monfieur, que vous aurez toujours raifon vis-à-vis de M. Aftruc, & vous avez avancé un peu légerement que ce Traité pourroit être propre à former des écoliers. Il contient des erreurs que les écoliers pourroient faifir avidement, d'autant plus que celui qui les publie jouit parmi eux d'une grande réputation, & qu'il eft à craindre qu'une pareille doctrine s'accrédite, & prenne quelque confiftance dans leur efprit. Avouez-le donc, Monfieur, vous vous êtes trompé fur cet artticle, & faites voir à M. Aftruc que vous êtes prêt à vous corriger, quand on vous fait appercevoir vos torts.

Mais, continue M. Vandermonde, *ces cahiers ne peuvent guères convenir à des Praticiens.* Qu'eft-ce donc qui a pu arrêter la plume du Journalifte, & pourquoi n'a-t-il pas tranché hardiment que ces cahiers ne pouvoient servir de *rien* aux Praticiens ? Apparemment qu'il a senti lui-même la fausseté d'une décision si générale. Pourquoi n'a-t-il pas senti de même que la modification qu'il y mettoit, ne la rendoit pas plus vraie. En effet, pourquoi ce Traité ne conviendroit-il point aux Praticiens, ou du moins à ceux qui veulent le devenir ; car ce n'est que pour eux qu'il a été publié. N'y distingue-t-on pas dans chaque maladie, les différens cas qui peuvent se présenter à traiter ; n'y propose-t-on pas sur chaque cas les remedes les plus sûrs, les plus efficaces & les plus utiles ; n'avertit-on pas des remedes qu'il faut éviter, ou qu'il ne faut pas employer que dans des circonstances particulieres ? Faudroit-il, pour mériter l'approbation du Journaliste, qu'on y eût fait un vain étalage des remedes frivoles & infidéles, qu'on trouve dans la plûpart des Traités, & qui ne servent qu'à déshonorer la Médecine, en la faisant regarder comme une science très-incertaine. On doit donc compter cette derniere réflexion du Journaliste pour une *dix-huitieme méprise.*

—————

J'ai suivi jusqu'ici, Monsieur, comme vous voyez, le Journaliste, pas à pas, & j'ai trouvé que les dix-huit critiques qu'il fait sur le Traité des Tumeurs, sont autant de méprises & de méprises palpables.

M. Vandermonde n'ignoroit point, à ce que je crois, quel étoit l'Auteur de ce Traité. Il sçavoit qu'accoutumé depuis long-tems à enseigner la Médecine, à en connoître toutes les difficultés, à en manier toutes les questions, il étoit capable de saisir le vrai sur ces matieres, ou du moins d'éviter le faux. Comment a-t-il pu présumer de pouvoir mordre sur

cet ouvrage ? N'a-t-il pas dû craindre le fort du ferpent de la fable,
qui perdit, dit-on, fes dents à vouloir ronger une lime.

C'eft peut-être pour l'excufer
qu'on vous a dit, Monfieur, que
l'Extrait n'étoit pas de lui, & qu'il
lui avoit été communiqué par Ba-
vius ou par Mævius. Cela n'eft pas
impoffible : je les connois l'un &
l'autre, & ils font bien capables
d'un Extrait de cette efpece. Mais
je ne comprends pas ce qui auroit
pu obliger M. Vandermonde à adop-
ter, ou à demander leurs fecours ;
fon Extrait pouvoit - il être pire,
quand il l'eût fait lui-même.

Comme je voudrois fincérement
contribuer à corriger M. Vandermonde, je vous prie de faire paffer
jufqu'à lui cette Lettre. Vous pouvez en tout cas la rendre publique
Il eft bon de réprimer les faillies
d'un jeune homme, qui s'eft chargé
de l'emploi de Journalifte dont il
n'eft pas capable, & qui ne s'en fert
que pour infulter des gens qui va-
lent *mieux que lui.* S'il vous revient
qu'il fe prête à mes leçons, c'eft
une marque qu'il en profitera, &
cela doit donner quelque efpérance
pour lui : *Erubuit, res falva eft.*
Mais s'il réfifte à ces avertiffemens
charitables, on n'en doit rien attendre. Dans ce cas, j'aurai perdu ma
peine ; mais j'aurai eu du moins le
plaifir de m'entretenir avec vous,
& d'éclairer le public fur les procé-
dés d'un Journalifte, qui n'a cher-
ché qu'à lui faire allufion.

Je fuis, &c.

J'ai fuivi de près, comme vous
voyez, Monfieur, votre Adverfaire,
& fi je ne me flatte un peu trop, je
crois que vous trouverez que je l'ai
toujours combattu avec avantage. Je
ne prétends pas cependant m'en glo-
rifier ; il me fuffit de m'être acquitté
envers vous des devoirs de l'amitié.
J'ai tâché dans ma réponfe de ne pas
m'éloigner des bornes de la modéra-
tion & de la décence. Je me fuis
conformé en cela à vos intentions.
C'eft la néceffité qui m'a forcé à me
déclarer contre M. Aftruc, & fi j'attaque aujourd'hui l'Auteur du Traité
des Tumeurs, je fuis prêt en toute
occafion à défendre l'Auteur du Traité
des Maladies vénériennes : j'ai pour
lui toute la vénération qu'il mérite,
& je fçais comme vous, Monfieur,
que ce médecin a rempli fa cariere avec
beaucoup d'éclat, qu'il a été capable
de faire de bons ouvrages en médecine, qu'il a fait honneur à nos
écoles, que c'eft un des plus ref-
pectables de nos Confreres par l'âge,
la probité, le défintéreffement, la
force & la juftefle d'efprit : en un mot,
que c'eft le médecin le plus confidéré,
& le plus grand & le plus heureux praticien de l'Europe.

J'ai l'honneur d'être, &c.